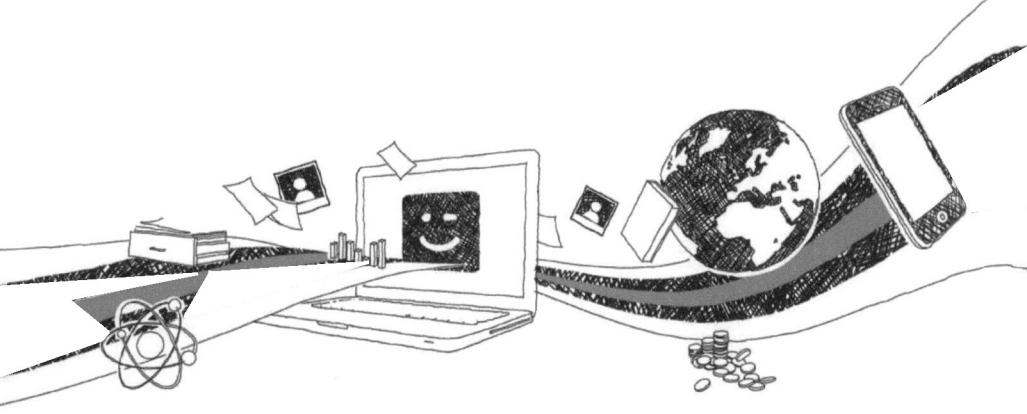
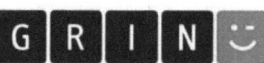

Ausarbeitung eines Konzepts für Ernährung und Nahrungsergänzungsmittel. Ein Fallbeispiel

Thomas Urschel

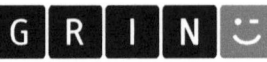

Bibliografische Information der Deutschen Nationalbibliothek:

Die Deutsche Nationalbibliothek verzeichnet diese Publikation in der Deutschen Nationalbibliografie; detaillierte bibliografische Daten sind im Internet über http://dnb.d-nb.de abrufbar.

ISBN: 9783346379207
Dieses Buch ist auch als E-Book erhältlich.

Druck und Bindung: Books on Demand GmbH, Norderstedt Germany
Gedruckt auf säurefreiem Papier aus verantwortungsvollen Quellen

Das vorliegende Werk wurde sorgfältig erarbeitet. Dennoch übernehmen Autoren und Verlag für die Richtigkeit von Angaben, Hinweisen, Links und Ratschlägen sowie eventuelle Druckfehler keine Haftung.

Das Buch bei GRIN: https://www.grin.com/document/1003323

Academy of Sports

Abschlussarbeit – *Ausarbeitung eines Ernährungs- und Nahrungsergänzungsmittel- Konzeptes*

Fachberater Nahrungsergänzungsmittel

Urschel, Thomas
1. Februar 2021

Inhaltsverzeichnis

1. Einleitung

Mein Thema dieser Abschlussarbeit handelt von den Gesichtspunkten einer fachgerechten Ernährungsberatung hinsichtlich einer gesunden und ausgewogenen Ernährung eines ambitionierten Freizeitsportlers und einer dazu passend abgestimmten Ergänzung dieser Ernährung mit Nahrungsergänzungsmitteln.

Ich beschreibe dabei den 28-jährigen Philip, der in einem Fitnessstudio arbeitet und seit geraumer Zeit ein ambitionierter Kraftsportler ist. Philip ist mit seiner Ernährung und seinem Äußeren bezüglich der Definition seiner Muskelgruppen am Ober- und Unterkörper unzufrieden. Weiterhin möchte er seinen allgemeinen Fitnesszustand durch Ausdauertraining verbessern. Mein Ziel ist es, dabei eine fundierte Auswertung seiner Person hinsichtlich der genannten Problemfelder mittels einer ganzheitlichen Betrachtung aller relevanten Punkte durchzuführen.

Als erstes beleuchte ich genau das Verhalten von Philip, um den Ist-Zustand zu ermitteln. Hierbei werden seine Essgewohnheiten mittels eines 1-wöchigen Ernährungsprotokoll von ihm protokolliert, dann ausgewertet und bei Bedarf auf einen optimierten Ernährungsplan umgestellt.

Ziel ist es anhand von einem Anamnesebogen den Gesundheitszustand mittels gezielten Fragens u.a. zu Erkrankungen, Vitalwerten und seinen biometrischen Daten zu bekommen, den Leistungszustand einzuschätzen und eine Aufzeichnung der aktuellen Essgewohnheiten anhand eines Protokolls zu führen. Dieses gibt dann ganz genau Auskunft über seine persönliche Ernährungssituation. Dazu wird der Gesamtenergiebedarf ermittelt und in die Betrachtung mit einfließen.
Im Anschluss wird eine umfassende Auswertung der Daten erstellt und mit Philip gemeinsam besprochen und die Handlungsfelder für ihn daraus abgeleitet. Vorhandene Ernährungsfehler werden aufgezeigt, erläutert und Alternativen dafür ausgearbeitet.

2. Details zur Person

Philip 28 Jahre jung und hat aktuell einen BMI von 22,9. Dieser Wert liegt im Normbereich und ist damit sehr gut (ohne Beachtung der Muskelmasse oder der Knochendichte). Seine Arbeit im Fitnessstudio ist geprägt von aktiven Einheiten wie das Durchführen von Kursen und Trainings, Unterstützung der Studiomitglieder bei der Benutzung der Trainingsgeräte auf der Fläche, sowie Bürotätigkeiten hinsichtlich der Mitgliederbetreuung.

Biometrische Körperdaten:

- Größe   188 cm
- Gewicht   81 kg
- BMI   22,9
- Körperfettanteil   20,5%
- Körperfettmasse   16,6 kg
- Fettfreie Körpermasse: 64,4 kg
- Taillenumfang TU   88 cm

- Hüftumfang HU   94 cm
- Verhältnis TU / HU   0,93
- Grundumsatz   1.944 kcal
- Leistungsumsatz   661 kcal zzgl. Ø 702 kcal durch Sport
- Gesamtumsatz   2.605kcal
- Sportliche Aktivitäten Ø 702 kcal
  (5 Trainingstage / Woche = 4.920kcal / 7 Tage = Ø 702 kcal / Tag)
- Blutdruck   115/75 mmHg
- Ruhepuls   55 BPM
- Maximalpuls   ca. 190 BPM

Bei der Ermittlung des Maximalpulses wurde der Richtwert 220 minus Lebensalter angewendet.

Der Maximalpuls ist die Herzfrequenz, die unter maximalen Leistungsbedingungen der Muskulatur erreicht werden kann. Gemessen wird der Maximalpuls bei höchster Ausdauerbelastung (z.B. Sprinten). Die maximale Herzfrequenz ist ein individueller Wert, der von Mensch zu Mensch unterschiedlich ist. Er nimmt im Laufe des Alters ab. Somit dient als Formel hier 220HF/min minus Lebensalter nur bedingt. Eine ärztliche Untersuchung ist besonders im höheren Alter sinnvoll und notwendig.

Die Berücksichtigung des Energiebedarfs aus den Kraft- und Ausdauereinheiten werden jeweils an den Trainingstagen berücksichtigt.

Den Muskelaufbau und den Grad der Fitness zu verbessern, erreichen wir aus einem Mix aus Ausdauer- und Krafttraining. Auf diese Weise werden der Stoffwechsel und das Herz-Kreislauf-System angekurbelt, sowie Muskeln aufgebaut. Damit wir einen sehr exakten Wert bezüglich der Berechnung des Kalorienverbrauchs bekämen, wäre eine sogenannte *Kaloriemetrie* von Nöten. Hierbei wird mittels der Sauerstoffaufnahme der Energieumsatz des Körpers berechnet. Dies ist aber nur mit entsprechenden Gerätschaften und nur durch entsprechendes Fachpersonal möglich. Diesen Aufwand wollen wir nicht betreiben, aber dennoch brauchbare und verlässliche Werte als Grundlage nutzen. Dazu nutzen wir Informationen, die auf der Sportart und dem Körpergewicht beruhen und sich etabliert haben. Die Basis bezüglich des Krafttrainings und des Ausdauersports beruht auf nachfolgenden Übersichten. Philip möchte in den ersten drei Wochen je fünf Trainingseinheiten absolvieren. Nach einiger Zeit wird der Trainingsplan seiner Entwicklung angepasst.

Die Angaben der Übersichten beruhen auf dem angegebenen Körpergewicht und einer Trainingszeit von 60 Minuten.

Sportarten	60 kg	75 kg	90 kg
Gewichtheben (moderat)	180	230	260
Gewichtheben (schwer)	360	460	530

[Abb. 1 Energieverbrauch (kcal) beim Kraftsport – www.netdoktor.de, Letzter Zugriff 28.1.2021)

Sportart	60 kg	75 kg	90 kg
Laufsport			
Walking (5,5 km/h)	240	300	360
Walking (6,5 km/h)	270	330	400
Walking (Wettkampf)	390	480	580
Joggen (10 km/h)	660	820	980
Joggen (15 km/h)	800	1000	1200
Wandern	360	450	530

[Abb. 2 Energieverbrauch (kcal) beim Ausdauersport – www.netdoktor.de, Letzter Zugriff 28.1.2021)

2.1. Vitalwerte

Die Vitalwerte von Philip liegen alle im Normbereich und er kann damit nun sein Training ohne gesundheitliche Bedenken beginnen. Der Blutdruck liegt mit den Werten systolisch unter 120mmHg und diastolisch unter 80mmHg im optimalen Bereich.

Blutdruck-Normalwert-Tabelle WHO

Einteilung der Blutdruck-Werte laut WHO (Weltgesundheitsorganisation):

	systolisch (mmHg)	diastolisch (mmHg)
optimaler Blutdruck	< 120	< 80
normaler Blutdruck	120-129	80-84
hoch-normaler Blutdruck	130-139	85-89
milde Hypertonie (Stufe 1)	140-159	90-99
mittlere Hypertonie (Stufe 2)	160-179	100-109
schwere Hypertonie (Stufe 3)	>= 180	>= 110

[Abb. 3 Blutdruck Normwerte – www.blutdruckdaten.de, Letzter Zugriff 28.1.2021]

2.2. Körperfettanalyse

Den sogenannten Körperfett-Waagen liegt das sogenannte Bioimpedanz-Verfahren zugrunde: Dabei fließt ein schwacher, nicht spürbarer Strom durch den Körper. Da Fett schlechter leitet als Muskelmasse, ergeben sich unterschiedliche Widerstände, die das Gerät erfasst. Zusammen mit den Eingaben, die zu Körpergewicht, Größe, Geschlecht und Alter gemacht werden, errechnet die Waage anhand einer Formel den Fettanteil im Körper. Mittels Referenzwerten können diese Werte mit den Werten von Philip eingeordnet werden.

Körperfett-Tabelle für Männer

Alter in Jahren	Ideal	Normal	Zu hoch
20 - 24	14,9	19,0 - 23,2	ab 23,3
25 – 29	16,5	20,3 - 24,2	ab 24,3
30 - 34	18,0	21,5 - 25,1	ab 25,2
35 - 39	19,3	22,6 - 26,0	ab 26,1
40 - 44	20,5	23,6 - 26,8	ab 26,9
45 - 49	21,5	24,5 - 27,5	ab 27,6
50 - 59	22,7	25,6 - 28,6	ab 28,7
ab 60	23,3	26,2 - 29,2	ab 29,3

[Abb. 4 Darstellung der Körperfett-Tabelle - www.gesundheit.de Letzter Zugriff 28.1.21]

Eine weitere wichtige Größe ist der Taillenumfang eines Menschen.
Der Taillenumfang sagt viel über das zu erwartende Krankheitsrisiko aus.

- Risiko für metabolische und kardiovaskuläre Komplikationen

Taillenumfang:	Frauen	Männer
Erhöht	> 79 cm	> 93 cm
Deutlich erhöht	> 87 cm	> 101 cm

- Verhältnis Taillen- zu Hüftumfang

Setzt man nun den Taillenumfang in Verhältnis zum Hüftumfang, so resultiert eine Zahl, die als WHR (waist-hip-ratio) bezeichnet wird.

$$WHR = Taillenumfang\ (in\ cm)\ /\ Hüftumfang\ (in\ cm)$$

Erhöhtes Krankheitsrisiko für Frauen WHR > 0,85
Erhöhtes Krankheitsrisiko für Männer WHR > 1,0

[www.adipositas-zentrum-muenchen.eu Letzter Zugriff 27.1.2021]

2.3. Gesamtenergiebedarf (Tagesumsatz)

2.3.1. Grundumsatz

Der Grundumsatz, der für alle Menschen individuell ermittelt werden kann, setzt sich aus verschiedenen Einzelwerten zusammen:

- Geschlecht
  - Bei Männern liegt der Grundumsatz ca. 6 – 9 % höher als im Vergleich zu Frauen. Bedingt durch die größere Muskelmasse lässt sich dieser Unterschied erklären.
- Größe und Gewicht
  - Diese beiden Werte beeinflussen u.a. die Wärmeabgabe über die Körperoberfläche. Je größer die Körperoberfläche desto höher ist die Wärmeabgabe.

- Alter
  - Ein verlangsamter Puls und verlangsamte Atmung sind das Ergebnis reduzierter Stoffwechselvorgänge, die mit steigendem Alter sich ebenso verlangsamen. Je älter der Mensch wird, desto geringer wird sein Grundumsatz.

- Abweichende Hormonwerte
  - Adrenalin und Schilddrüsenhormone steigern den Grundumsatz. Ein Mangel an Schilddrüsenhormonen (Trijodthyronin T3 und Thyroxin T4) senkt diesen Grundumsatz.

- Persönliche Faktoren
  - Erkrankungen wie z.B. Fieber können den Grundumsatz um ca. 40% steigern. Das Fasten, lässt den Grundumsatz beispielsweise um 16 - 40% sinken. Der Körper passt den Energieverbrauch an die Energiezufuhr (Nahrung) an. Depressionen können den Grundumsatz ebenfalls senken. Schwangere und Sportler haben einen erhöhten Grundumsatz, ebenso wie Menschen, die unter Stress sind.

Die Berechnung des individuellen Grundumsatzes wird folgendermaßen vorgenommen:

- Normalgewichtige Personen

Bei Frauen: Grundumsatz = Körpergewicht in kg x 0,9 x 24h
Bei Männern: Grundumsatz = Körpergewicht in kg x 1 x 24h

- Übergewichtige Personen

Unisex: Grundumsatz = 30 kcal x fettfreie Körpermasse in kg pro 24h

2.3.2. Leistungsumsatz

Diese Größe beachtet zur Ermittlung den Energiebedarf für die Muskelarbeit und für die Regulierung der Körpertemperatur (Thermoregulierung). Durch sportliche Aktivitäten (Kraftsport oder Ausdauertraining) wird der Leistungsumsatz stark gesteigert. Bereits leichte bis mittlere körperliche Aktivitäten benötigt schon ca. 25 - 30% des Grundumsatzes.
Die Deutsche Gesellschaft für Ernährung empfiehlt einen durchschnittlichen PAL-Wert von mind. 1,7. [www.DGE.de Letzter Zugriff 29.1.21]

2.3.3. Berechnung des Leistungsumsatzes von Philip:

Tätigkeiten

Beruflich:

4 Stunden sitzende Tätigkeit	1,4 x 4	= 5,6
3 Stunden Tätigkeit auf der Fläche	1,8 x 3	= 5,4
1 Stunde Kurs-Training	2,0 x 1	= 2,0
8 Stunden Freizeit	1,4 x 8	= 11,2
8 Stunden Schlaf	1,0 x 8	= 8,0
Summe		**= 32,2**

Durchschnittswert (PAL-Wert): 32,2 / 24 h entspricht **1,34**

Der Grundumsatz liegt bei 1.944 kcal

Gesamtenergieumsatz: 1.944 x 1,34 = **2.605 kcal**

Der Leistungsumsatz liegt damit bei 2.605 kcal – 1.944 kcal = **661 kcal**

Der aktive Beruf von Philip und sein ambitioniertes Training lässt seinen Gesamtumsatz gegenüber weniger aktiven Menschen, nach oben steigen.

2.3.4. Richtwerte für Energiezufuhr

Energie-Richtwerte für die durchschnittliche Energiezufuhr bei Personen unterschiedlichen Alters in Abhängigkeit vom Ruheenergieumsatz und der körperlichen Aktivität sind die PAL-Werte (PAL-Werte; PAL = physical activity level; Maß für die körperliche Aktivität).

Bei Abweichungen vom Normbereich, insbesondere bei Übergewicht und bei geringer körperlicher Aktivität, sind individuelle Anpassungen der Richtwerte notwendig. Entscheidender Kontrollparameter ist das aktuelle Körpergewicht.

2.3.5. Gesamtenergiebedarf

Um den Gesamtenergiebedarf zu ermitteln, rechnet man zum Grundumsatz und dem Leistungsumsatz noch die sogenannte *nahrungsinduzierte Thermogenese* hinzu. Dies beträgt im Schnitt ca. 6% vom Gesamtenergieumsatz, welcher dann mit 1,06 zu multiplizieren ist.

	Richtwerte für die Energiezufuhr in kcal/Tag					
	PAL-Wert 1,4		PAL-Wert 1,6		PAL-Wert 1,8	
Alter	m	w	m	w	m	w
Kinder und Jugendliche						
1 bis unter 4 Jahre	1200	1100	1300	1200	—	—
4 bis unter 7 Jahre	1400	1300	1600	1500	1800	1700
7 bis unter 10 Jahre	1700	1500	1900	1800	2100	2000
10 bis unter 13 Jahre	1900	1700	2200	2000	2400	2200
13 bis unter 15 Jahre	2300	1900	2600	2200	2900	2500
15 bis unter 19 Jahre	2600	2000	3000	2300	3400	2600
Erwachsene						
19 bis unter 25 Jahre	2400	1900	2800	2200	3100	2500
25 bis unter 51 Jahre	2300	1800	2700	2100	3000	2400
51 bis unter 65 Jahre	2200	1700	2500	2000	2800	2200
65 Jahre und älter	2100	1700	2500	1900	2800	2100

[Abb. 5 Darstellung der Richtwerte zur Energiezufuhr - www.DGE.de Letzter Zugriff 29.1.21]

2.3.6. PAL Wert Übersicht bei verschiedenen Aktivitäten

Arbeitsschwere und Freizeitverhalten	PAL*	Beispiele
Schlafen	1,0	
ausschließlich sitzende oder liegende Lebensweise	1,2–1,3	gebrechliche, immobile, bettlägerige Menschen
ausschließlich sitzende Tätigkeit mit wenig oder keiner anstrengenden Freizeitaktivität	1,4–1,5	Büroangestellte, Feinmechaniker
sitzende Tätigkeit, zeitweilig auch zusätzlicher Energieaufwand für gehende und stehende Tätigkeiten, wenig oder keine anstrengende Freizeitaktivität	1,6–1,7	Laboranten, Studenten, Fließbandarbeiter
überwiegend gehende und stehende Arbeit	1,8–1,9	Verkäufer, Kellner, Mechaniker, Handwerker
körperlich anstrengende berufliche Arbeit oder sehr aktive Freizeittätigkeit	2,0–2,4	Bauarbeiter, Landwirte, Waldarbeiter, Bergarbeiter, Leistungssportler

[Abb. 6 Darstellung der PAL Wert Übersicht bei verschiedenen Aktivitäten
- Lehrskript Grundlagen der Ernährung Academy of Sports, Backnang]

2.3.7. Energiebilanz

Um Muskeln aufzubauen ist die sogenannte Energiebilanz ein sehr wichtiger Faktor. Sie beschreibt das Ergebnis zwischen aufgenommener Energie und verbrauchter Energie. Wenn die Energiebilanz negativ ausfällt, dann führt dieser Zustand zum Katabolismus. Dieser Zustand führt zum Abbau körpereigener und energiereicher Stoffe. Im Zustand des Katabolismus ist kein Muskelaufbau möglich.

Selbst eine gleichmäßige Verteilung von Energiezufuhr und Energieverbrauch ist nicht optimal für einen Muskelzubau. Wir müssen uns in einem anabolen (aufbauenden) Zustand befinden, damit eine Muskelwachstumsstimulation stattfindet. Dieser Zustand ist nur mit einer positiven Energiebilanz (Energieüberschuss) zu erreichen. Krafttraining mit Energieüberschuss verstärkt den anabolen Effekt. Da

Philip bereits ein schon trainierter Mensch ist, reichen ihm bereits 500 – 1.000 kcal pro Tag, um seinen Körper in einen anabolen Zustand zu versetzen.

3. Anamnesebogen

Der Anamnesebogen befindet sich im Anhang der Abschlussarbeit.

[Anhang 1. Anamnesebogen - Ernährungsberatung- www.akademie-sport-gesundheit.de – Letzter Zugriff 30.1.2021]

4. Nahrungsergänzungsmittel

Auswahl von sinnvollen Nahrungsergänzungsmitteln für das Training von Philip

4.1. Kreatin

Kreatin-Monohydrat eignet sich dazu, beim Energiebereitstellungprozess einer schnellen Ermüdung entgegenzuwirken und hochintensive Belastungen länger zu tolerieren. Es hat u.a. die Funktion verbrauchtes ATP schneller wieder aus ADP resynthetisiert werden kann und dabei dann die Belastung länger aufrecht erhalten zu können. Bei genügender Zufuhr von Kreatin kann länger mit höherer Intensität trainiert werden. Kreatin bewirkt dabei eine Verbesserung der Explosivkraft, der Schnellkraft, der Maximalkraft und der Leistung von sich wiederholenden Krafteinsätzen. Außerdem verbessert Kreatin die Blutwerte und die Herzgesundheit und hat eine Muskelaufbauende (anabole) Wirkung bei einer kontinuierlichen Dauereinnahme. Kreatin hat außerdem eine Wirkung auf die Flüssigkeitsspeicherung in den Zellen, was eine optische Wirkung bezüglich des pralleren Aussehens der Muskulatur bewirkt.

Dieser erhöhte Innendruck der Zellwand bewirkt außerdem eine Aktivierung der Proteinsynthese was wiederum den Aufbau neuer muskulärer Proteinstrukturen fördert.

Um eine Überlastung der Nieren und des Stoffwechsels zu vermeiden, startet Philip mit 5g Kreatin pro Tag und plant eine Einnahmezeit von ca. einem Jahr ein. Mit dieser Dosierungshöhe sind keine gesundheitlichen Nachteile zu erwarten.
Damit das Kreatin besser in die Zellen eingelagert werden kann, macht es durchaus Sinn die Einnahme mit hochglykämischen Kohlenhydraten zu kombinieren. Der ansteigende Insulinspiegel lässt das Kreatin besser in die Zellen einlagern. Eine optimale Einnahmezeit ist der frühe Morgen (ca. 30 Minuten vor dem Frühstück) und direkt nach einem Training mit BCAA und Glutamin.

4.2. Zellvoluminizer

Diese sind gedacht , um das Muskelvolumen zu erhöhen. Gerade Bodybuilder nutzen dies Zellvoluminizer, um optisch eine ansprechende Muskelmasse zu präsentieren. Hierbei kommen Kreatin, Kohlenhydrate (meist Maltodextrin), Glutamin und Taurin zum Einsatz. Diese Stoffe sollen dafür sorgen, dass Flüssigkeit in die Zellen transportiert und dort gehalten werden.

4.3. Maltodextrin

Optimal für die Regenerationsphase nach dem Training geeignet. Es eignet sich als Transportmatrix für Kreatin- und Aminosäuren-Produkte. Es ist schnell verdaulich und magenfreundlicher. Aus Maltodextrin werden meist isotonische Getränke in Kombination mit Proteinen und Vitaminen / Mineralstoffen hergestellt. In Weight Gainer kommt es ebenfalls häufig zum Einsatz. Die Einnahmezeit dafür ist vor, während dem Training und nach dem Training.

4.4. Weight Gainer

Ein Weight Gainer ist für eine Körpergewichtszunahme sehr gut geeignet. Es sind z.B. hochkalorische Getränke, die sich je nach Zusammensetzung in Bezug auf den Kaloriengehalt variieren lassen. Der Kaloriengehalt liegt aber bei max. 400 kcal je 100 g, da Proteine und Kohlenhydraten einen Brennwert von 4,1 kcal aufweisen. Sinnvoll sind diese für Sportler, die einen hohen Energieverbrauch haben und mittels der normalen Ernährung der Energiebedarf nicht gedeckt werden kann. Zum Beispiel bei Bodybuildern während der Muskelaufbauphase. Zu beachten gilt es, dass der Proteingehalt bei ca. 25 liegt (z.B. Kasein, Molkenprotein oder Hühnereiprotein). Optimal ist es, wenn das Produkt gelatinefrei und weizenfrei ist. Für Philip ist dieses Produkt sinnvoll, wenn er es angepasst dosiert als Regenerationsdrink unmittelbar nach dem Training einnimmt.

4.5. Arginin

Eine semiessenzielle Aminosäure, die das Immunsystem stimuliert und dabei dies unterstützt. Es hat auch eine Funktion beim Stickoxid-Stoffwechsel und wirkt dabei mit die Durchblutung zu fördern. Für Philip ist es ratsam es einzunehmen, weil durch den Wirkmechanismus die Nährstoffversorgung der Muskeln gesteigert wird. Die Einnahme vor dem Training lässt durch das Arginin die Trainingsintensität und die Leistungsfähigkeit steigern und trägt durch die bessere Durchblutung zur Regeneration bei. Die Dosierung liegt bei 2 mal 3 g täglich und ist dadurch gefahrlos für die Gesundheit einzunehmen.

4.6. BCAA

Die Abkürzung bedeutet *branch chained amino acids* was verzweigtkettige Aminosäure bedeutet. Der Vorteil von BCAA liegt darin, dass diese Aminosäure nicht erst über die Leber transportiert werden muss, sondern direkt in die Muskulatur gelangt. Die Hauptaufgabe dort ist der Muskelaufbau und wird zur Glukosegewinnung genutzt was auch für Ausdauersportler von Nutzen ist. Dort trägt es dazu bei die Glukose Herstellung unter intensiven Trainingseinheiten zu fördern, damit der Körper seinen Blutzuckerspiegel konstant halten kann.

Für Philip ist dies auch eine sehr sinnvolle Ergänzung, die mit einer Einnahme von 5 g pro Portion an Trainingstagen erfolgt. Beim Kauf von BCAA Produkten ist es wichtig, dass das Verhältnis von 2:1:1 vorliegt – bedeutet: Es soll doppelt so viel Leucin (wird in der Muskulatur zu Energiezwecken verstoffwechselt) wie Isoleucin und Valin enthalten.

4.7. EAA

Bei Kraftsportler ist EAA wichtig für den Aufbau neuer Muskelsubstanz wichtig. Es trägt dazu bei die muskuläre Proteinsynthese zu stimulieren und zu steigern. Für Philip ist es empfehlenswert 6 g EAA etwa 15 Minuten vor einem intensiven Krafttraining einzunehmen. Nach dem Training ist es gut, wenn ein Regenerationsdrink mit hochglykämischen Kohlenhydraten, Whey-Protein und Glutamin und optional ergänzt durch BCAA, eingenommen wird.

4.8. Glutamin

Das Glutamin ist für eine positive Einwirkung auf das Immunsystem nützlich. Eine Schwächung des Immunsystems ist bei intensivem, häufigem und langem Training möglich. Die Infektanfälligkeit wir durch die Einnahme geringer. Auch bei der Entgiftung der Leber von Ammoniak, ist Glutamin hilfreich.

Eine Einnahme für Philip ist mit 6 g pro Einzeldosis geplant. Die Einnahme erfolgt an Trainingstagen morgens nach dem Aufstehen, 15 Minuten vor dem Training, unmittelbar nach dem Training und unmittelbar vor dem Zubettgehen ca. 2-3-Stunden nach der letzten Mahlzeit.

4.9. Fitnessriegel

Es gibt die unterschiedlichsten Arten und Zusammensetzungen für Fitnessriegel. Mit hohem Kohlenhydratanteil, proteinreiche und welche die in Kombination mit anderen Inhaltsstoffen wie z.B. L-Carnitin angeboten werden.
Für Philip werden an Trainingstagen Proteinriegel als Zwischensnack eingeplant. Bei der Auswahl der Riegel ist auf hochwertige Proteinquellen zu achten.

4.10. Taurin

In Verbindung mit Kreatin ergänzt sich Taurin in besonderem Maße. Die Kontraktionskraft der Muskulatur wird positiv beeinflusst und die Kraftentwicklung unterstützt. Es begünstigt auch die Einlagerung von Flüssigkeiten in die Zellen. Die gleichzeitige Einnahme von Koffein steigert auch die Ausdauerleistungsfähigkeit.
Taurin trägt auch zur Herzgesundheit bei, in dem es das Herz vor Arrhythmie schützt.

4.11. Citrullin

Citrullin spielt eine wichtige Rolle beim Stickstoffstoffwechsel und trägt z.B. bei, den Laktatspiegel zu senken. Es unterstützt auch die Substanzen wie Arginin und Beta-Alanin in ihrer Wirkung. Es fördert dabei die Umwandlung von Arginin in Stickstoff und unterstützt Beta-Alanin in seinen Puffereigenschaften.

Deshalb ist eine gleichzeitige Einnahme dieser Stoffe sinnvoll. Philip wird seinen Ernährungsplan um dieses Supplement ergänzen und es in zwei Einnahmen zu je 3 g einnehmen. Eine morgens vor dem Frühstück und eine unmittelbar vor dem Training.

4.12. Omega 3 Fettsäuren

Die Omega-3 Fettsäure ist eine ungesättigte Fettsäure und gehört zu den essenziellen Stoffen, die der Körper nicht selbst synthetisieren kann. Sie besteht aus EPA (Eicosapentaensäure), DHA (Docosaheaxensäure) und ALA (Alpha-Linolensäure). EPA und DHA können vom Körper am besten verwertet werden. Aufgaben von Omega-3 Fettsäuren sind folgende: Omega-3 Fettsäuren sind an dem Aufbau der Zellmembran und der Fließfähigkeit des Blutes beteiligt. Es unterstützt die Produktion von Hormonen und die Eiweißsynthese und ist besonders wichtig für die Bildung körpereigener Abwehrzellen.

Die Zufuhr von Omega-3 erhöht die Insulinsensitivität was den Körper dazu veranlasst doppelt so viele Aminosäuren wie zuvor zur Synthese von Protein zu verwenden. Es schützt vor dem Abbau von Muskelmasse und wirkt sich positiv auf Auswirkungen und Intensität von Muskelkater aus. Die beste Quelle sind Omega-3 Fettsäuren aus fettreichem Fisch. Philip wird diese Omega-3 Fettsäuren in seinem tägl. Ernährungsplan einbauen. Die Dosierung beträgt 5 g EPA und DHA pro Tag.

4.13. Protein - Whey-Protein

Wohl das beliebteste Nahrungsergänzungsmittel welches aus Molke gewonnen wird. Die Einnahme beginnt bereits vor dem Training und nach einem Workout. Es kann sehr schnell absorbiert werden und steht dem Körper direkt zur Verfügung. Sein optimales Aminosäuremuster erreicht eine hohe biologische Wertigkeit, welche insbesondere für den Muskelaufbau von großer Bedeutung ist. [Vgl. Jürgen Giessing, 2007]

Es gibt drei Arten davon: Hydrolysat, Konzentrat oder Isolat oder ein Mix aus allen drei. Die Herstellung unterscheidet diese Arten. Nachfolgend eine Übersicht der 3 Whey-Protein Arten

Whey Art	Proteinanteil	Weitere Inhaltsstoffe	Gehalt an Laktose	Preis	Geschmack
Whey Hydrolysat	80-90% Kann etwas variieren	Sehr unterschiedlich	Hoher Laktosegehalt	Relativ teuer	Schmeckt etwas bitter
Whey Konzentrat	30-87% Entspricht dem Proteingehalt von marktüblichen Produkten	Enthält etwas Fett, Laktose und Mineralien. Umso höher der Proteingehalt desto niedriger sind die weiteren Komponenten	Hoher Laktosegehalt	Niedriger Preis	Angenehmer Geschmack
Whey Isolat	90-95%	Enthält nur Spuren von Fett, Laktose und Mineralstoffen, liefert außerdem kaum Kohlenhydrate	Laktosefrei	Relativ teuer	Guter Geschmack

[Abb. 7 Darstellung verschiedener Whey-Protein Arten - www.body-attack.de Letzter Zugriff 30.1.21]

Je nach den eigenen Vorlieben und nach den persönlichen Gegebenheiten sind die Arten passend. Das Isolat ist mit einem Eiweißgehalt von bis zu 95% der Spitzenreiter, im Preis liegt es aber auch an der oberen Skala. Das Konzentrat liefert maximal 85% Protein und ist günstiger in der Anschaffung, jedoch darf man dann nicht unter einer Laktoseintoleranz leiden. Das Whey Hydrolysat ist mittels Hydrolyse (chemische Spaltung) „vorverdaut" was den Vorteil hat, dass das Eiweiß in Form von Peptiden vorliegt und besonders schnell vom Körper aufgenommen werden kann. Leider ist das Whey Hydrolysat kostspielig und hat einen bitteren Geschmack. Die Dosierung für Philip wird mit 1,2 g pro kg Körpergewicht geplant. Dies sind ca. 100 g Eiweiß am Tag. Zusätzlich ist zu beachten, dass Philip mindestens 2,5 Liter Flüssigkeit am Tag zu sich nimmt, damit keine Körperübersäuerung eintritt. Durch den vermehrten Harndrang ist eine Zufuhr von Calcium (z.b. Milchprodukte) wichtig.

4.14. Casein

In der Milch ist das Casein der größte Eiweißbestandteil (Casein lat. Caesus für dt. Käse). Es beträgt etwa 80% und Whey-Protein – Molkeneiweiß beträgt rund 20%. Casein Protein hat die Eigenschaft eine langanhaltende Wirkung zu haben. Das liegt daran, dass der Körper Casein langsamer aufnimmt als z.b. Whey-Protein. Sinnvoll ist es, dass die Einnahme vom Casein vor dem Zubettgehen geschieht, da der Proteinspiegel somit über eine längere Zeit aufrechterhalten wird.

5. Vitamine, Mineralstoffe & Spurenelemente

Damit die Stoffwechselvorgänge im Körper reibungslos ablaufen können, muss die tägliche Ernährung eine bestimmte Menge an Nährstoffen beinhalten. Neben den Makronährstoffe (Kohlenhydrate, Proteine, Fette) gibt es die Mikronährstoffe wie Vitamine, Mineralstoffe und Spurenelemente. Zu diesen zählen alle Nährstoffe, die zwar keine Energie in Form von Kilokalorien liefern, für den Körper aber zur Aufrechterhaltung der Grundfunktionen wichtig sind. Vitamine nutzt der Körper für sämtliche lebenswichtigen (lat. vita: das Leben) Prozesse wie zum Beispiel die Verwertung der Nahrung oder auch den Aufbau von Blutzellen und Enzymen. Weil er sie nicht selbst herstellen kann, müssen Vitamine dem Körper regelmäßig über die tägliche Ernährung zugeführt werden. Ohne diese können Mangelerscheinungen auftreten und die Leistungsfähigkeit des Organismus leiden.

Gerade Sportler haben einen Mehrbedarf, da der Körper ein Mehr an Energie verbraucht. Menschen, die intensiv Sport treiben, sollten über ihre tägliche Ernährung eine zusätzliche Einnahme von Mikronährstoffen aufnehmen, als Nicht-Trainierende.

Die B-Vitamine, Vitamin C und Vitamin E sind für den Kraftsport besonders wichtig.

Vitamin B1 (Thiamin) ist am Energie- und Kohlenhydratstoffwechsel beteiligt und hat eine bedeutende Funktion bei der Reizweiterleitung in den Nerven.

Vitamin B2 (Riboflavin) spielt eine wichtige Rolle bei der Energiegewinnung in den Zellen, der sogenannten Zellatmung. Darüber hinaus ist es am Abbau von Fettsäuren im Körper beteiligt. Von Riboflavin profitieren besonders Sportler, die sowohl viel Energie aufnehmen als auch verbrennen.

Vitamin B6 (Pyridoxin) ist die wichtigste Begleitsubstanz zahlreicher Enzymsysteme im Eiweißstoffwechsel und ist deshalb für den Muskelaufbau von Bedeutung. Darüber hinaus unterstützt es die Bildung des roten Blutfarbstoffes Hämoglobin.

Vitamin C (Ascorbinsäure) ist ein sogenanntes Antioxidans. Es fängt nach intensiven Trainingseinheiten freie Radikale ab. Diese entstehen vermehrt während des Sports bei der Energiegewinnung in den Zellen. Antioxydanzien, wie das Vitamin C , sind in der Lage diese Radikale zu neutralisieren. Außerdem ist Vitamin C am Aufbau des Bindegewebes beteiligt und es fördert die Aufnahme von Eisen aus der Nahrung, das wiederum für die Blutbildung wichtig ist.

Vitamin E (Tocopherol) ist ebenfalls wie auch Vitamin C ein wirksames Antioxidans und ein effektiver Radikalfänger. Von Vitamin E profitieren vor allem hochaktive Sportler, weil es durch das Training verursachte Gewebeschäden reduzieren kann.

Vitamin D (Cholecalciferol) ist auch gerade in den sonnenarmen Wintermonaten ein weiter wichtiger Ergänzungspunkt, da Vitamin D beim Knochenstoffwechsel und für die Skelettmuskulatur essenziell ist.

Mikronährstoffe werden über den Schweiß und Urin gerade beim Sport ausgeschieden. Hier besteht auch ein Mehrbedarf gegenüber Nicht-Trainierenden Menschen. Eine besondere Zufuhr von Mineralstoffen und Spurenelementen ist für die Gesundheit und Leistungsfähigkeit essenziell. In diesem Zusammenhang sind folgende Mikronährstoffe weiterhin zu erwähnen:

Kalcium: Ist ein lebenswichtiger Mineralstoff und mengenmäßig der Wichtigste im menschlichen Körper. Kalcium ist ein wichtiger Faktor bei der Blutgerinnung und unerlässlich für die Funktion jeder Körperzelle. [Vgl. C. Raschka, S. Ruf]

Es stabilisiert die Zellwände, ist an der Signalübermittlung in der Zelle sowie an der Weiterleitung von Reizen im Nervensystem (z. B. Hören, Sehen, Berührungen der Haut) und in der Muskulatur beteiligt.

Eisen: Eisen hat zahlreiche Funktionen in unserem Körper: Es ist Bestandteil des roten Blutfarbstoffs Hämoglobin sowie des Muskelfarbstoffs Myoglobin und als solches wichtig für den Sauerstofftransport im Blut bzw. der Sauerstoffspeicherung in der Muskulatur.

Natrium: Natrium hat die Aufgabe, das Wasser im Gewebe zu binden. Wenn mit der Flüssigkeit zu wenige Salze aufgenommen werden, kann der Organismus nicht mehr genügend Flüssigkeit im Gefäßsystem aufnehmen. Gerade im Ausdauersport wird viel Natrium über den Schweiß ausgeschieden es kann leicht zu einem Natriummangel kommen.

Kalium: Kalium ist ein Elektrolyt, das von den Körperzellen benötigt wird, damit sie funktionieren. Um richtig arbeiten zu können, sind vor allem Muskeln und Nerven auf Kalium angewiesen.

Kupfer: Das Spurenelement Kupfer ist in unserem Körper an zahlreichen Stoffwechselvorgängen beteiligt. Gerade die Leistungsfähigkeit beim Ausdauersport kann bei einem länger währenden Kupfermangel leiden und es kann auch zu einer Abnahme der Abwehrzellen (Leukozyten) führen.

Magnesium: Wer sich körperlich betätigt, hat einen erhöhten Magnesiumbedarf. Denn der Organismus verbraucht vermehrt den Mineralstoff durch die Muskelaktivität und verliert unter anderem Magnesium durch Schwitzen. Eine unzureichende Magnesiumversorgung kann die Muskelfunktion beeinträchtigen und die Anfälligkeit für Muskelfaserrisse und Zerrungen steigt.

Zink: Zink ist ein essenzielles und enorm wichtiges Mineral für unseren Körper. Unser Körper enthält dabei 2 bis 3 Gramm Zink, welches sich auf unsere Muskeln, Knochen, Haare, Nägel und das pigmentierte Gewebe verteilt. Über den Tag verteilt verliert unser Körper aber einiges an Zink uns unser Speicher leert sich nach und nach.
Am meisten Zink verbraucht dabei unser Stoffwechsel und vor allem verlieren wir Zink durch Schwitzen. Das Mineral hat im Körper viele wichtige Funktionen zu übernehmen. So hilft Zink zum Beispiel dabei das Immunsystem zu kontrollieren.

Philip wird in seinem Ernährungsplan eine Auswahl von diesen sechs Vitaminen und den sieben Mineralstoffen täglich einnehmen.

6. Strategie für die Einnahme von Nahrungsergänzungsmittel für den Muskelaufbau

Philip möchte mit seiner Ernährung und seinen sportlichen Aktivitäten den Aufbau seiner Muskeln erreichen. Durch das Training will er überschwellige Trainingsreize mit der dazugehörigen Frequenz setzen, ausreichend Energie und Baustoffe für den Muskelaufbau und dessen Regeneration zuführen, eine gute muskuläre Nährstoffversorgung erzielen und sich ausreichende Regenerationszeiten einplanen.

Anhand der genannten Nahrungsergänzungsmitteln im vorherigen Kapitel, werden nun diese Stoffe gem. ihren Eigenschaften eingenommen.

- Kreatin und Beta-Alanin z.B. zur Leistungssteigerung
- Proteinshakes zur Deckung des Proteinbedarfs
  - Z.B. schnell verdauliches Whey Protein
- BCAA & EAA für den Muskelaufbau
- Maltodextrin z.B. zur Regeneration
- Arginin zur Durchblutungsförderung – Damit die Nährstoffe auch am Wirkungsort ankommen können und Abfallstoffe abtransportiert werden können

6.1. Bewährte Methode

Eine bewährte Methode den Körper mit den erforderlichen Nahrungsergänzungsmittel zu versorgen, ist die nun folgende.

Morgens nach dem Aufstehen:

(Ca. 30 min vor dem Frühstück)
- 2,5 g Kreatin
- 3 g Citrullin
- 7 g Glutamin
- 0,5 g Taurin
- 3 g Arginin
- 35 g Maltodextrin
- 5 Fischölkapseln EPA/DHA Omega-3
- Vitamine B1, B2, B6, E, D & C. Calcium, Eisen, Natrium, Kalium, Kupfer, Magnesium und Zink.

Über den Tag:

- 7 g Glutamin
- 6 g BCAA
- 3 g Arginin
- 1 g Taurin
- 25 g Maltodextrin

Vor dem Training

- 3 g Citrullin
- 5 g BCAA
- 1 Whey Proteinshake 20 g Protein

Direkt nach dem Training:
- 1 Whey Proteinshake 40 g Protein
- 35 g Maltodextrin
- 6 g BCAA
- 7 g Glutamin
- 2,5 g Kreatin
- 0,5 g Taurin

Beim Zubettgehen:

- Kaseinhaltiger Proteinshake mit 30 g Protein (Kasein)

7. Ernährungsprotokoll

Es wurde ein 7-tägiges Ernährungsprotokoll von Philip erstellt. Zu seiner Aufgabe gehörte es alle Speisen und alle Getränke sehr genau aufzuzeichnen. Er nutze dabei eine APP von *Fitbit*, mit der er jede erdenkliche Speise und jedes Getränk sehr einfach aufzeichnen konnte. Diese Daten wurden dann in ein Protokoll übertragen. Auch die generelle Flüssigkeitsmenge (Wasser ohne Kalorien) wurde ebenfalls mit aufgezeichnet.

Ihm ist es wichtig in den ersten Wochen eine entsprechende Muskelmasse aufzubauen. Seine Ernährung wird ab sofort geprägt sein von ausgewogenen und gesunden Lebensmitteln, einfache Kohlenhydrate werden fast komplett vom Speiseplan verbannt und durch Vollwertkost ersetzt. Insbesondere bei den Getränken werden zuckerhaltige Softgetränke komplett durch Wasser (still und medium) und dünner Fruchtsäfte ohne Zuckerzusatz ersetzt. Gemüse und Obst als Snacks für Zwischendurch eingeplant und eiweißreiche Lebensmittel zu sich genommen, die die notwendigen Proteine liefern.

Weiterhin wird seine Ernährung durch die Einnahme von Nahrungsergänzungsmitteln kombiniert, um eine optimale Versorgung des Körpers zu erreichen.

Die Auswertung des von Philip verfassten Ernährungsprotokoll brachte schnell eine Ernüchterung bezüglich des derzeitigen Ernährungsstil. Zuviel an FastFood mit sehr viel gesättigten Fettsäuren und einfachen Kohlenhydraten. Die Getränke sind meist ebenfalls sehr hoch an Einfachzucker und wenig ausgewogen.

Ein Frühstück findet eigentlich nie statt und die erste Mahlzeit besteht aus Bäckereiprodukten, die ebenfalls wieder sehr von Weißmehlprodukten und zuckerreichen Lebensmitteln bestehen. Obst und andere gesunde Lebensmittel finden sich in seinem Ernährungsprotokoll sehr wenig. Philip ernährt sich aktuell sehr einseitig und wird dabei über kurz oder lang Fettpolster aufbauen und ein gesundheitliches Risiko eingehen.

Die gesundheitlichen Aspekte bezüglich der Ernährung mit sehr viel ungesättigten Fettsäuren sind ihm zwar etwas bewusst (wie z.B. Diabetes 2, Herz-Kreislauferkrankungen, ...), aber eine Veränderung hat er bislang nicht vollzogen. Kaum gesunde mehrfach ungesättigte Fette und langkettige Kohlenhydrate bestimmen seine Ernährung. Auch ein Zuwenig an Mikronährstoffen sind dabei auffällig.

7.1. Auflistung des Ernährungsprotokolls von Philip

Anhand der nachfolgenden Auflistung werden die Nahrungsgewohnheiten von Philip aufgezeigt. Er hat die Nahrungsmittel im Protokoll aufgelistet und zur Auswertung zum Beratungsgespräch mitgebracht. Zum einen hilft es dabei bisherige Essgewohnheiten zu ermitteln, die einem vielleicht gar nicht so bewusst waren und es gibt nicht zuletzt auch Auskunft zu Nahrungsmengen und zeigt seine Essgewohnheiten.

Das kann ein Ernährungsprotokoll allerdings nur dann offenbaren, wenn es auch ganz genau geführt wird.

Eigener Speiseplan Philip - Tag 1

Uhrzeit	Mahlzeiten	Nahrungsmittel	Flüssigkeit g	Energie kcal
07:00	Frühstück	**Kein Frühstück** 1 Tasse Kaffee	300	4
09:30	Zwischenmahlzeit	Nuss-Plunder - 1 Kaffee	327,6	396
12:30	Mittagessen	**Fastfood** 2 Hamburger, große Pommes, 500 ml Cola	940	1095
15:00	Zwischenmahlzeit	Großer Müsliriegel und Apfelsaftschorle 500 ml	528,8	600
18:30	Abendessen	**Salami Pizza** 500 g Salami Pizza mit Käse - Apfelsaftschorle 500 m	740	1470
23:00	Midnight Snack	Erdnüsse 40 g - 500ml Wasser	505	230

Energiebilanz: 2.605 kcal Umsatz + 1.040 kcal sportliche Aktivität. Summe 3.645 kcal

24h	Getränke 3.341	Gesamtenergieverbrauch 3.645	Energiebilanz 150	Nahrungsaufnahme 3.795

[Abb. 8 Philip´s Ernährungsprotokoll Tag 1 – Eigene Darstellung]

Eigener Speiseplan Philip - Tag 2

Uhrzeit	Mahlzeiten	Nahrungsmittel	Flüssigkeit g	Energie kcal
07:00	Frühstück	**Kein Frühstück** 1 Tasse Kaffee	300	4
09:30	Zwischenmahlzeit	Banane	88,6	114
12:30	Mittagessen	**Fastfood** Chicken Cheese Box groß - große Pommes - 500 ml Almdudler	800	1982
15:00	Zwischenmahlzeit	1 Kaffee	300	4
18:30	Abendessen	**Tortellini mit Käse** 400 g Portion mit Käsesauce - 500ml Apfelsaftschorle	940	1038
23:00	Midnight Snack	100 g Kartoffelchips - 500ml Apfelsaftschorle	550	680

Energiebilanz: 2.605 kcal Umsatz + 900 kcal sportliche Aktivität. Summe 3.505 kcal

24h	Getränke 2.979	Gesamtenergieverbrauch 3.505	Energiebilanz 317	Nahrungsaufnahme 3.822

[Abb. 9 Philip´s Ernährungsprotokoll Tag 2 – Eigene Darstellung]

Eigener Speiseplan Philip - Tag 3

Uhrzeit	Mahlzeiten	Nahrungsmittel	Flüssigkeit g	Energie kcal
07:00	Frühstück	**Kein Frühstück** 1 Tasse Kaffee	300	4
09:30	Zwischenmahlzeit	Nuss-Plunder - 1 Kaffee	327,6	396
12:30	Mittagessen	**Fast Food** Chicken Cheese Burger - Curly Fries Pommes groß - Griechischer Salat - Schoko Brownie - Cola Zero 500 ml	1050	1987
15:00	Zwischenmahlzeit	1 Apfel 150 g - 600 ml Wasser	727	78
18:30	Abendessen	**Tonno Pizza** 500 g Thunfisch Pizza - 500 ml Apfelsaftschorle	894	1150
23:00	Midnight Snack	Walnüsse 50 g - 500 ml Apfelsaftschorle	505	380

Energiebilanz: 2.605 kcal Umsatz + 1.040 kcal sportliche Aktivität. Summe 3.645 kcal

24h	Getränke **3.804**	Gesamtenergieverbrauch **3.645**	Energiebilanz **350**	Nahrungsaufnahme **3.995**

[Abb. 10 Philip´s Ernährungsprotokoll Tag 3 – Eigene Darstellung]

Eigener Speiseplan Philip - Tag 4 - *Trainingsfrei*

Uhrzeit	Mahlzeiten	Nahrungsmittel	Flüssigkeit g	Energie kcal
07:00	Frühstück	**Kein Frühstück** 1 Tasse Kaffee	300	4
09:30	Zwischenmahlzeit	Banane	88,6	114
12:30	Mittagessen	**Fast Food** 9 Chicken McNuggets - 2 Pommes groß - 1 Italienischer Salat - 500 ml Ice Tea	950	1547
15:00	Zwischenmahlzeit	Großer Müsliriegel und Apfelsaftschorle 500 ml	528,8	600
18:30	Abendessen	**Gebratener Reis - Chinesisch** Mit Schweinefleisch 3 Tassen - 1 Frühlingsrolle - 500 ml Apfelsaftschorle	940	1407
23:00	Midnight Snack	Cashew Kerne 50 g - 500 ml Apfelsaftschorle	505	434

Energiebilanz: 2.605 kcal Umsatz + 0 kcal sportliche Aktivität. Summe 2.605 kcal

24h	Getränke	Gesamtenergieverbrauch	Energiebilanz	Nahrungsaufnahme
	3.312	**2.605**	**1.501**	**4.106**

[Abb. 11 Philip´s Ernährungsprotokoll Tag 4 – Eigene Darstellung]

Eigener Speiseplan Philip - Tag 5

Uhrzeit	Mahlzeiten	Nahrungsmittel	Flüssigkeit g	Energie kcal
07:00	Frühstück	**Kein Frühstück** 1 Tasse Kaffee	300	4
09:30	Zwischenmahlzeit	Banane	88,6	114
12:30	Mittagessen	**Paprika Omlett** 6 Eier - 80 g Mischsalat - 80 g geriebener Gouda - 1 Paprika - Schnittlauch - 4 EL Olivernöl - 4 EL fertiges Balsamico Dressing - 1 großes Glas Wasser / Fruchtsaftschorle	850	1448
15:00	Zwischenmahlzeit	1 Apfel und Magerquark - 500 g Magerquark - 150 g ein Apfel	530,9	453
18:30	Abendessen	**Salami Pizza** 500 g Salami Pizza mit Käse - Orangensaftschorle 500 m	740	1470
23:00	Midnight Snack	Erdnüsse 40 g - 500ml Apfelsaftschorle	500	230

Energiebilanz: 2.605 kcal Umsatz + 1.040 kcal sportliche Aktivität. Summe 3.645 kcal

24h	Getränke	Gesamtenergieverbrauch	Energiebilanz	Nahrungsaufnahme
	3.010	**3.645**	**74**	**3.719**

[Abb. 12 Philip´s Ernährungsprotokoll Tag 5 – Eigene Darstellung]

Eigener Speiseplan Philip - Tag 6

Uhrzeit	Mahlzeiten	Nahrungsmittel	Flüssigkeit g	Energie kcal
09:00	Frühstück	**Kein Frühstück** 1 Tasse Kaffee	300	4
09:30	Zwischenmahlzeit	-		
12:30	Mittagessen	**Fast Food** Chicken Käse Wrap 2 Stück - 500 ml Cola	750	822
15:00	Zwischenmahlzeit	Großer Müsliriegel und Apfelsaftschorle 500 ml	528,8	600
18:30	Abendessen	**Spaghetti Bolognese** 400 g Spaghetti - 500 ml Cola	850	719
23:00	Midnight Snack	175 g Kartoffelchips - 500ml Apfelsaftschorle	550	1086

Energiebilanz: 2.605 kcal Umsatz + 900 kcal sportliche Aktivität. Summe 3.505 kcal

	Getränke	Gesamtenergieverbrauch	Energiebilanz	Nahrungsaufnahme
24h	**2.979**	**3.850**	**-619**	**3.231**

[Abb.13 Philip´s Ernährungsprotokoll Tag 6 – Eigene Darstellung]

Eigener Speiseplan Philip - Tag 7 - *Trainingsfrei*

Uhrzeit	Mahlzeiten	Nahrungsmittel	Flüssigkeit g	Energie kcal
10:00	Frühstück	**Bäckerei Produkte** 2 Berliner - 1 Schneckennudel - 1 Laugenbrezel - 2 Kaffee	865	1085
09:30	Zwischenmahlzeit	-		
12:30	Mittagessen	**Schnitzel** 300 g paniertes Schnitzel - 300 gr Pommes - 200 g Gemischter Salat - 500 ml Cola	980	1314
15:00	Zwischenmahlzeit	-		
18:30	Abendessen	**Pizza** 400 g Pizza Frutti die mare - 500 ml Cola	720	907
23:00	Midnight Snack	Walnüsse 50 g - 500 ml Apfelsaftschorle	505	380

Energiebilanz: 2.605 kcal Umsatz + 0 kcal sportliche Aktivität. Summe 2.605 kcal

24h	Getränke **3.070**	Gesamtenergieverbrauch **2.605**	Energiebilanz **1.081**	Nahrungsaufnahme **3.686**

[Abb. 14 Philip´s Ernährungsprotokoll Tag 7 – Eigene Darstellung]

8. Trainingsplan

In diesem Trainingsplan sind die Zeiten und die grundlegenden Workouts aufgeführt. Anhand dessen kann Philip eine Grundstruktur in seinen Tagesplan bringen. Es fällt ihm leichter sich damit in seinem Tagesablauf zurecht zu finden und gerät nicht in Gefahr einen Termin „falsch" zu planen.

Nur mit einer gewissen Systematik lässt es sich nachhaltig trainieren und es ist ein nützlicher Begleiter, der zu seiner Zielerreichung beiträgt.

Die Trainingsplanung dient vor allem dem Anfänger, aber auch ambitionierten Sportlern und Profis als Leitfaden für die Workouts.

Ein Trainingsplan ermöglicht ein Training in einem zeitlichen Rhythmus, feste Tage geben den Menschen Sicherheit und bringen die so wichtige Gewohnheit und Struktur ins Spiel.

Trainingsplan Philip

	Sportart	Dauer Minuten	Energie Verbrauch	Summe kcal
Montag	Krafttraining	50	440	1040
	Ausdauertraining	30	600	
Dienstag	Ausdauertraining	45	900	900
Mittwoch	Krafttraining	50	440	1040
	Ausdauertraining	30	600	
Donnerstag	Trainingsfrei	-		
Freitag	Krafttraining	50	440	1040
	Ausdauertraining	30	600	
Samstag	Ausdauertraining	45	900	900
Sonntag	Trainingsfrei	-		
			Summe	4920

[Abb. 15 Trainingsplan – Eigene Darstellung]

9. Ernährungsplan

Anhand eines für ihn angepassten Ernährungsplans wird er nun in eine veränderte und individuell auf ihn abgestimmte Ernährung umstellen. Seine sportlichen Aktivitäten und seine Zielsetzung bezüglich des Muskelaufbaus werden dabei beachtet und eingeplant. Philip zeigt sich sehr motiviert und freut sich auf die neue Art der Ernährung und der zielgerichteten Vorgehensweise hinsichtlich seines Trainings- und Ernährungsplans.

Dieser Ernährungsplan ist gespickt mit gesunden Lebensmitteln und einer ausgewogenen Ernährung. Sein Muskelaufbau wird durch die Beigabe von passenden Nahrungsergänzungsmitteln wie Proteine, Vitamine und Mineralstoffen optimal unterstützt. Der Kalorienüberschuss (positive Energiebilanz) wird ebenfalls zum Muskelaufbau entscheidend beitragen.

Auch die Regeneration ist mit entsprechenden Zeiten im Trainingsplan eingeplant und mit den Nahrungsergänzungsmitteln auch perfekt unterstützt.

9.1. Wasser trinken!

Ein elementarer Punkt ist die Flüssigkeitszufuhr, weil Sport treiben einen ganz schön ins Schwitzen bringen kann.

Schwitzen ist notwendig, weil bei der Verdunstung des Schweißes die Körpertemperatur reguliert wird. Mit dem Schweiß verliert der Körper auch wichtige Mineralstoffe wie Natrium, Chlorid, Kalium, Calcium und Magnesium, die für viele Körperfunktionen, vor allem für Muskulatur, Herz und Blutkreislauf wichtig sind.

Deshalb ist es wichtig, vor und nach dem Training unbedingt den Flüssigkeitsspeicher aufzufüllen, am besten mit Mineralwasser oder stark verdünnten Apfelsaftschorlen.

Bei sportlichen Belastungen, die länger als 45 Minuten dauern, ist es ratsam, auch zwischendurch Trinkpausen einzulegen.

Die DGE empfiehlt den Fruchtsaft mit 3 Teilen Mineralwasser zu verdünnen. [Wasser trinken – Fit bleiben - www.dge.de Letzter Zugriff 31.1.21]

Grundlegend empfiehlt die DGE rund 1,5 Liter Flüssigkeit am Tag zu trinken. Bei sportlichen Aktivitäten wie bei Philip, ist er gut beraten die 3 Liter Marke am Tag zu übertreffen und nicht erst dann zu trinken, wenn er Durst hat, sondern schon vorher und regelmäßig.

9.2. Auflistung des Ernährungsplans von Philip

Speiseplan Philip - Montag / Tag 1 *mit Training ca. 17 Uhr*				
Uhrzeit	Mahlzeiten	Nahrungsmittel	Flüssigkeit g	Energie kcal
07:00	Frühstück	**Fitness-Brote** 3 Scheiben Vollkornbrot (Körnerbrot) - 90 g Putenbrust -120 g Magerquark - Schnittlauch - 2 Tomaten - Kaffee - 1 Glas Wasser *Nahrungsergänzung*: 2,5 g Kreatin - 3 g Citrullin - 7 g Glutamin - 0,5 g Taurin - 3 g Arginin 35 g Maltodextrin - 5 Fischölkapseln EPA/DHA Omega-3-Fettsäuren - Vitamine B1, B2, B6, E, D & C. Calcium, Eisen, Natrium, Kalium, Kupfer, Magnesium und Zink.	800	685
09:30	Zwischenmahlzeit	Banane	88,6	114
12:30	Mittagessen	**Paprika Omlett** 6 Eier - 80 g Mischsalat - 80 g geriebener Gouda - 1 Paprika - Schnittlauch - 4 EL Olivenöl - 4 EL fertiges Balsamico Dressing - 1 großes Glas Fruchtsaftschorle *Nahrungsergänzung*: 7 g Glutamin - 6 g BCAA - 3 g Arginin - 1 g Taurin - 25 g Maltodextrin	850	1528
15:00	Zwischenmahlzeit	1 Apfel und Magerquark - 500 g Magerquark - 150 g ein Apfel *Nahrungsergänzung*: **Vor dem Training:** 3 g Citrullin - 5 g BCAA - 1 Whey Proteinshake 20 g Protein. **Nach dem Training:** 1 Whey Proteinshake 40 g Protein - 35 g Maltodextrin - 6 g BCAA - 7 g Glutamin - 2,5 g Kreatin - 0,5 g Taurin	750	809
18:30	Abendessen	**Vollkornspaghetti Ratatouille** 200 g Vollkornspaghetti - 200 g Tomaten - 1 Zwiebel - 0,5 EL Olivenöl Paprika - Zucchini - Rosmarin - Tomatenmark - Parmesan - 50 ml Gemüsebrühe - 1 großes Glas Fruchtsaftschorle	850	652
23:00	Midnight Snack	1 Birne Magerquark - 250 g Magerquark - 200 g 1 Birne *Nahrungsergänzung*: 30 g Casein	368,5	402
Energiebilanz: 2.605 kcal Umsatz + 1.040 kcal sportliche Aktivität. Summe 3.645 kcal				
24h	Getränke **3.707**	Gesamtenergieverbrauch **3.645**	Energiebilanz **545**	Nahrungsaufnahme **4.190**

[Abb. 16 Ernährungsplan Tag 1 – Eigene Darstellung]

Uhrzeit	Mahlzeiten	Nahrungsmittel	Flüssigkeit g	Energie kcal
07:00	Frühstück	**Obstsalat mit Haferflocken** 100 g Haferflocken - 375 ml Milch - 0,5 TL Kakao - 125 gr Obst Mix gefroren - 25 g Walnüsse Nahrungsergänzung: 2,5 g Kreatin - 3 g Citrullin - 7 g Glutamin - 0,5 g Taurin - 3 g Arginin 35 g Maltodextrin - 5 Fischölkapseln EPA/DHA Omega-3-Fettsäuren - Vitamine B1, B2, B6, E, D & C. Calcium, Eisen, Natrium, Kalium, Kupfer, Magnesium und Zink.	1000	1055
09:30	Zwischenmahlzeit	Banane	88,6	114
12:30	Mittagessen	**Seelachs mit Gemüse** 250 g Seelachsfilet - Tiefkühlgemüsemischung - 2 EL Olivenöl - 12 Cocktailtomaten - 1 Scheibe Vollkornbrot - 1 großes Glas Fruchtsaftschorle - Nahrungsergänzung: 7 g Glutamin - 6 g BCAA - 3 g Arginin - 1 g Taurin - 25 g Maltodextrin	850	995
15:00	Zwischenmahlzeit	1 Apfel und Magerquark - 500 g Magerquark - 150 g ein Apfel Nahrungsergänzung: **Vor dem Training:** 3 g Citrullin - 5 g BCAA - 1 Whey Proteinshake 20 g Protein. **Nach dem Training:** 1 Whey Proteinshake 40 g Protein - 35 g Maltodextrin - 6 g BCAA - 7 g Glutamin - 2,5 g Kreatin - 0,5 g Taurin	530,9	804
18:30	Abendessen	**Blumenkohlreis mit Hack** 300 g gemischtes Hackfleisch - Kidneybohenn - Mais - 1 EL Olivenöl - Paprika - Blumenkohl - Zwiebel - Senf- 1 großes Glas Wasser	950	890
23:00	Midnight Snack	Walnüsse 20 g - 500 ml Apfelsaftschorle Nahrungsergänzung: 30 g Casein	668,5	240

Energiebilanz: 2.605 kcal Umsatz + 900 kcal sportliche Aktivität. Summe 3.505 kcal

24h	Getränke 4.088	Gesamtenergieverbrauch 3.505	Energiebilanz 593	Nahrungsaufnahme 4.098

[Abb. 17 Ernährungsplan Tag 2 – Eigene Darstellung]

Uhrzeit	Mahlzeiten	Nahrungsmittel	Flüssigkeit g	Energie kcal
		Speiseplan Philip - Mittwoch / Tag 3 *mit Training*		
07:00	Frühstück	**Fitness-Brote** 3 Scheiben Vollkornbrot (Körnerbrot) - 90 g Putenbrust -120 g Magerquark - Schnittlauch - 2 Tomaten - Kaffee - 1 Glas Wasser Nahrungsergänzung: 2,5 g Kreatin -3 g Citrullin - 7 g Glutamin - 0,5 g Taurin - 3 g Arginin 35 g Maltodextrin - 5 Fischölkapseln EPA/DHA Omega-3-Fettsäuren - Vitamine B1, B2, B6, E, D & C. Calcium, Eisen, Natrium, Kalium, Kupfer, Magnesium und Zink.	800	685
09:30	Zwischenmahlzeit	1 Birne 200 g	166,8	104
12:30	Mittagessen	**Vollkornpfannkuchen** 150 g Weizenvollkornmehl - 3 Eier - Schnittlauch - Tiefkühlspinat - 2 EL Rapsöl - 100 g Feta - 150 g Kirschtomaten - 1 großes Glas Fruchtsaftschorle Nahrungsergänzung: 7 g Glutamin - 6 g BCAA - 3 g Arginin - 1 g Taurin - 25 g Maltodextrin	980	1385
15:00	Zwischenmahlzeit	1 großer Müsliriegel und ein großes Glas Mineralwasser - Nahrungsergänzung: **Vor dem Training**: 3 g Citrullin - 5 g BCAA - 1 Whey Proteinshake 20 g Protein. **Nach dem Training**: 1 Whey Proteinshake 40 g Protein - 35 g Maltodextrin - 6 g BCAA - 7 g Glutamin - 2,5 g Kreatin - 0,5 g Taurin	780	951
18:30	Abendessen	**Lachs Rührei Brote** 5 Eier - 3 Scheiben Vollkornbrot - 200 g Räucherlachs - 1 großes Glas Wasser / Fruchtsaftschorle	820	744
23:00	Midnight Snack	1 Orange Magerquark - 250 g Magerquark - 200 g 1 Orange Nahrungsergänzung: 30 g Casein	390	318

Energiebilanz: 2.605 kcal Umsatz + 1.040 kcal sportliche Aktivität. Summe 3.645 kcal

24h	Getränke	Gesamtenergieverbrauch	Energiebilanz	Nahrungsaufnahme
	3.937	**3.645**	**542**	**4.187**

[Abb. 18 Ernährungsplan Tag 3 – Eigene Darstellung]

Uhrzeit	Mahlzeiten	Nahrungsmittel	Flüssigkeit g	Energie kcal
07:00	Frühstück	**Eiweiß Brote** 3 Scheiben Eiweißbrot (Körnerbrot) - 100 g Räuchertofu -1 Avocado - Schnittlauch - Tomate - Gurke - Kaffee - 1 Glas Wasser : 2,5 g Kreatin - 3 g Citrullin - 7 g Glutamin - 0,5 g Taurin - 3 g Arginin - 15 g Maltodextrin - 5 Fischölkapseln EPA/DHA Omega-3-Fettsäuren - Vitamine B1, B2, B6, E, D & C. Calcium, Eisen, Natrium, Kalium, Kupfer, Magnesium und Zink.	600	872
09:30	Zwischenmahlzeit	1 Apfel	127	78
12:30	Mittagessen	**Hähnchenspieße gegrillt** 400 g Hähnchenbrust - 3 EL Rapsöl - Erdnussbutter - Chilischote - Kokosmilch - Sojasauce - 1 großes Glas Wasser / Fruchtsaftschorle : 7 g Glutamin - 4 g BCAA - 3 g Arginin - 1 g Taurin - Whey Proteinshake 30 g Protein	850	858
15:00	Zwischenmahlzeit	1 Birne - 200 g eine Birne	166	104
18:30	Abendessen	**Gefüllte Hähnchenbrust** 300 g Hähnchenbrustfilet - Mozarella - 1 Tomate - 8 Oliven - 2 EL Olivenöl - Rucola - 1 großes Glas Wasser / Fruchtsaftschorle - 1 Whey Proteinshake 15 g Protein - 10 g Maltodextrin - 4 g BCAA - 7 g Glutamin - 2,5 g Kreatin - 0,5 g Taurin	850	1024
23:00	Midnight Snack	1 Apfel Magerquark - 250 g Magerquark - 150 g 1 Apfel : 30 g Casein	310	375

Energiebilanz: 2.605 kcal Umsatz + 0 kcal sportliche Aktivität. Summe 2.605 kcal

24h	Getränke 2.903	Gesamtenergieverbrauch 2.605	Energiebilanz 706	Nahrungsaufnahme 3.311

[Abb. 19 Ernährungsplan Tag 4 – Eigene Darstellung]

Speiseplan Philip - Freitag / Tag 5 *mit Training*

Uhrzeit	Mahlzeiten	Nahrungsmittel	Flüssigkeit g	Energie kcal
07:00	Frühstück	**Fitness-Brote** 3 Scheiben Vollkornbrot (Körnerbrot) - 90 g Putenbrust -120 g Magerquark - Schnittlauch - 2 Tomaten - Kaffee - 1 Glas Wasser Nahrungsergänzung: 2,5 g Kreatin - 3 g Citrullin - 7 g Glutamin - 0,5 g Taurin - 3 g Arginin 35 g Maltodextrin - 5 Fischölkapseln EPA/DHA Omega-3-Fettsäuren - Vitamine B1, B2, B6, E, D & C. Calcium, Eisen, Natrium, Kalium, Kupfer, Magnesium und Zink.	800	685
09:30	Zwischenmahlzeit	Banane	88,6	114
12:30	Mittagessen	**Rinder Steak** 400 g Rindersteak Filet - 1 Folienkartoffel mit 200 g Quark - kleiner Salat mit Essig Öl - 1 großes Glas Wasser / Fruchtsaftschorle Nahrungsergänzung: 7 g Glutamin - 6 g BCAA - 3 g Arginin - 1 g Taurin - 25 g Maltodextrin	850	920
15:00	Zwischenmahlzeit	1 großer Müsliriegel und ein großes Glas Mineralwasser - Nahrungsergänzung: **Vor dem Training**: 3 g Citrullin - 5 g BCAA - 1 Whey Proteinshake 20 g Protein. **Nach dem Training**: 1 Whey Proteinshake 40 g Protein - 35 g Maltodextrin - 6 g BCAA - 7 g Glutamin - 2,5 g Kreatin - 0,5 g Taurin	780	951
18:30	Abendessen	**Gemüse Omlett** 6 Eier - 80 g Mischsalat - 80 g geriebener Gouda - 1 Paprika - Schnittlauch - 4 EL Olivenöl - 4 EL fertiges Balsamico Dressing - 1 großes Glas Fruchtsaftschorle Nahrungsergänzung: 7 g Glutamin - 6 g BCAA - 3 g Arginin - 1 g Taurin - 25 g Maltodextrin	850	1528
23:00	Midnight Snack	Walnüsse 30 g - 500 ml Apfelsaftschorle Nahrungsergänzung: 30 g Casein	668	305

Energiebilanz: 2.605 kcal Umsatz + 1.040 kcal sportliche Aktivität. Summe 3.645 kcal

24h	Getränke 4.037	Gesamtenergieverbrauch 3.850	Energiebilanz 653	Nahrungsaufnahme 4.503

[Abb. 20 Ernährungsplan Tag 5 – Eigene Darstellung]

Uhrzeit	Mahlzeiten	Nahrungsmittel	Flüssigkeit g	Energie kcal

Speiseplan Philip - Samstag / Tag 6 *mit Training*

Uhrzeit	Mahlzeiten	Nahrungsmittel	Flüssigkeit g	Energie kcal
08:00	Frühstück	**Obstsalat mit Haferflocken** 100 g Haferflocken - 375 ml Milch - 0,5 TL Kakao - 125 gr Obst Mix gefroren - 25 g Walnüsse Nahrungsergänzung: 2,5 g Kreatin - 3 g Citrullin - 7 g Glutamin - 0,5 g Taurin - 3 g Arginin 35 g Maltodextrin - 5 Fischölkapseln EPA/DHA Omega-3-Fettsäuren - Vitamine B1, B2, B6, E, D & C. Calcium, Eisen, Natrium, Kalium, Kupfer, Magnesium und Zink.	1000	1055
09:30	Zwischenmahlzeit	Banane	88,6	114
12:30	Mittagessen	**Linsen Salat** 250 g Bio rote Linsen - 1 Glas Kichererbsen - Radieschen - Zwiebel - 5 EL Olivenöl - Balsamico - 1 großes Glas Wasser / Fruchtsaftschorle Nahrungsergänzung: 7 g Glutamin - 6 g BCAA - 3 g Arginin - 1 g Taurin - 25 g Maltodextrin	890	1523
15:00	Zwischenmahlzeit	1 Apfel und Magerquark - 500 g Magerquark - 150 g ein Apfel Nahrungsergänzung: **Vor dem Training:** 3 g Citrullin - 5 g BCAA - 1 Whey Proteinshake 20 g Protein. **Nach dem Training:** 1 Whey Proteinshake 40 g Protein - 35 g Maltodextrin - 6 g BCAA - 7 g Glutamin - 2,5 g Kreatin - 0,5 g Taurin	530,9	804
18:30	Abendessen	**Vollkornspaghetti Tomatensauce** 200 g Vollkornspaghetti - 200 g Tomaten - 1 Zwiebel - 0,5 EL Olivenöl Paprika - Zucchini - Rosmarin - Tomatenmark - Parmesan - 50 ml Gemüsebrühe - 1 großes Glas Wasser / Fruchtsaftschorle	850	674
23:00	Midnight Snack	Haselnüsse 40 g - 500 ml Apfelsaftschorle Nahrungsergänzung: 30 g Casein	668	364

Energiebilanz: 2.605 kcal Umsatz + 900 kcal sportliche Aktivität. Summe 3.505 kcal

24h	Getränke **4.028**	Gesamtenergieverbrauch **3.850**	Energiebilanz **684**	Nahrungsaufnahme **4.534**

[Abb. 21 Ernährungsplan Tag 6 – Eigene Darstellung]

31

Uhrzeit	Mahlzeiten	Nahrungsmittel	Flüssigkeit g	Energie kcal
07:00	Frühstück	**Eiweiß Brote** 3 Scheiben Eiweißbrot (Körnerbrot) - 100 g Räuchertofu -1 Avocado - Schnittlauch - Tomate - Gurke - Kaffee - 1 Glas Wasser Nahrungsergänzung: 2,5 g Kreatin - 3 g Citrullin - 7 g Glutamin - 0,5 g Taurin - 3 g Arginin - 15 g Maltodextrin - 5 Fischölkapseln EPA/DHA Omega-3-Fettsäuren - Vitamine B1, B2, B6, E, D & C. Calcium, Eisen, Natrium, Kalium, Kupfer, Magnesium und Zink.	600	872
09:30	Zwischenmahlzeit	1 Apfel	127	78
12:30	Mittagessen	**Hähnchenspieße gegrillt** 400 g Hähnchenbrust - 3 EL Rapsöl - Erdnussbutter - Chilischote - Kokosmilch - Sojasauce - 1 großes Glas Wasser / Fruchtsaftschorle Nahrungsergänzung: 7 g Glutamin - 4 g BCAA - 3 g Arginin - 1 g Taurin - Whey Proteinshake 30 g Protein	850	858
15:00	Zwischenmahlzeit	1 Birne - 200 g eine Birne	166	104
18:30	Abendessen	**Gefüllte Hähnchenbrust** 300 g Hähnchenbrustfilet - Mozarella - 1 Tomate - 8 Oliven - 2 EL Ölivenöl - Rucola - 1 großes Glas Wasser / Fruchtsaftschorle - Nahrungsergänzung: 1 Whey Proteinshake 15 g Protein - 10 g Maltodextrin - 4 g BCAA - 7 g Glutamin - 2.5 g Kreatin - 0.5 g Taurin	850	1024
23:00	Midnight Snack	1 Apfel Magerquark - 250 g Magerquark - 150 g 1 Apfel Nahrungsergänzung: 30 g Casein	310	375

Energiebilanz: 2.605 kcal Umsatz + 0 kcal sportliche Aktivität. Summe 2.605 kcal

24h	Getränke **2.903**	Gesamtenergieverbrauch **2.605**	Energiebilanz **706**	Nahrungsaufnahme **3.311**

[Abb. 22 Ernährungsplan Tag 7 – Eigene Darstellung]

10. Die 10 Regeln der Deutsche Gesellschaft für Ernährung e.V.

(Die 10 Regel sind als Anhang im Original von der DGE beigefügt.)

1. Lebensmittelvielfalt genießen
Nutzen Sie die Lebensmittelvielfalt und essen Sie abwechslungsreich. Wählen Sie überwiegend pflanzliche Lebensmittel.

2. Gemüse und Obst – nimm „5 am Tag"
Genießen Sie mindestens 3 Portionen Gemüse und 2 Portionen Obst am Tag. Zur bunten Auswahl gehören auch Hülsenfrüchte wie Linsen, Kichererbsen und Bohnen sowie (ungesalzene) Nüsse.

3. Vollkorn wählen
Bei Getreideprodukten wie Brot, Nudeln, Reis und Mehl ist die Vollkornvariante die beste Wahl für Ihre Gesundheit.

4. Mit tierischen Lebensmitteln die Auswahl ergänzen
Essen Sie Milch und Milchprodukte wie Joghurt und Käse täglich, Fisch ein- bis zweimal pro Woche. Wenn Fleisch, dann nicht mehr als 300 bis 600 g pro Woche.

5. Gesundheitsfördernde Fette nutzen
Bevorzugen Sie pflanzliche Öle wie beispielsweise Rapsöl und daraus hergestellte Streichfette. Vermeiden Sie versteckte Fette. Fett steckt oft „unsichtbar" in verarbeiteten Lebensmitteln.

6. Zucker und Salz einsparen
Mit Zucker gesüßte Lebensmittel und Getränke sind nicht empfehlenswert. Vermeiden Sie diese möglichst und setzen Sie Zucker sparsam ein. Sparen Sie Salz und reduzieren Sie den Anteil salzreicher Lebensmittel. Würzen Sie kreativ mit Kräutern und Gewürzen.

7. Am besten Wasser trinken
Trinken Sie rund 1,5 Liter jeden Tag. Am besten Wasser oder andere kalorienfreie Getränke wie ungesüßten Tee. Auch alkoholische Getränke sind nicht empfehlenswert.

8. Schonend zubereiten
Garen Sie Lebensmittel so lange wie nötig und so kurz wie möglich, mit wenig Wasser und wenig Fett. Vermeiden Sie beim Braten, Grillen, Backen und Frittieren das Verbrennen von Lebensmitteln.

9. Achtsam essen und genießen
Gönnen Sie sich eine Pause für Ihre Mahlzeiten und lassen Sie sich Zeit beim Essen.

10. Auf das Gewicht achten und in Bewegung bleiben
Vollwertige Ernährung und körperliche Aktivität gehören zusammen. Dabei ist nicht nur regelmäßiger Sport hilfreich, sondern auch ein aktiver Alltag, indem Sie z. B. öfter zu Fuß gehen oder Fahrrad fahren."

[Anhang 2 - Die 10 Regeln der DGE - www.dge.de – Letzter Zugriff 31.1.2021]

11. Fazit

Anhand des Anamnesebogens und dessen Auswertung habe ich einen grundlegenden Überblick über die gesundheitliche Situation von ihm bekommen. Philip zeigt sich hierbei als gesund und stabil. Sein Ernährungsprotokoll hat wichtige Aufschlüsse über seinen Ernährungszustand gegeben. Hierbei konnten viele Ernährungsfehler aufgezeigt werden, welche auf absolutes Verständnis bei Philip getroffen sind.

Durch einen optimierten Ernährungsplan hinsichtlich den für Philip wichtigen Nahrungsmitteln und Nahrungsergänzungsmitteln sind die Weichen für die Zielerreichung (gesunder Lebensstil und definierten Muskelaufbau) gestellt. Seine persönliche ambitionierte Einstellung zu der Gesamtheit der Analyse seiner Situation, wird auch sehr gut zum Erfolg seiner Ziele beitragen.

Die Vorstellung seiner individuellen Auswertung auf Basis seiner persönlichen Gewohnheiten und seiner Anamnese, die realistische und an ihn angepasst gewählte Zielsetzung und vor allem sein neu entwickeltes Verständnis für Nahrungsmittel gepaart mit seiner großen Motivation das Erlernte umzusetzen, wird ihn zu seinem persönlichen Ziel und einer gesunden und ausgewogenen Ernährungsweise führen.

Die detaillierte Erläuterung der 10 Regeln der Deutsche Gesellschaft für Ernährung e. V. (DGE) brachten Philip viele „Aha Effekte". Diese wird er sich immer vor Augen führen und so gut es geht berücksichtigen.

Philip wird in den nächsten Monaten weiterhin von mir in allen auftretenden Fragen bezüglich seiner persönlichen Zielerreichung begleitet.

Ich wünsche ihm viel Erfolg, den notwendigen Umsetzungswillen, eine gesunde Lebensweise und viel Spaß bei seinem Tun.

12. Literatur- und Abbildungsverzeichnis

Jürgen Giessing, Das Muskelaufbautraining beim Bodybuilding - Eine kritische Analyse aus sportwissenschaftlicher Sicht, 2007, ISBN 978-3-8288-9388-7

Raschka, Christoph Ruf, Stephanie: Sport und Ernährung - Wissenschaftlich basierte Empfehlungen und Ernährungspläne für die Praxis - 2012, ISBN: 9783131671516

PAL-Werte Übersichtsseite : Lehrskript: Grundlagen der Ernährung Academy of Sports, Backnang.

https://www.akademie-sport-gesundheit.de/files/pdf_dateien/Ernaehrungsberater_Anamnesebogen_Redesign_Update160119.pdf

https://www.adipositas-zentrum-muenchen.eu/allgemeines/taillenumfang.html

https://www.blutdruckdaten.de/lexikon/blutdruck-normalwerte.html

https://www.body-attack.de/das-ist-das-beste-whey-protein-muskelaufbau.html?seonun=das-ist-das-beste-whey-protein-muskelaufbau&suchbegriff=bcaa&limit=100

https://www.dge.de/ernaehrungspraxis/vollwertige-ernaehrung/10-regeln-der-dge/?L=0

https://www.dge.de/nachrichten/detail/wasser-trinken-fit-bleiben/

https://www.dge.de/wissenschaft/referenzwerte/energie/?L=0

https://www.gesundheit.de/ernaehrung/diaeten/diaetwissen/koerperfettanteil-berechnen

https://www.netdoktor.de/sport-fitness/kalorienverbrauch-beim-sport/

[Abb. 1 (Seite 2) Blutdruck Normwerte – www.blutdruckdaten.de, Letzter Zugriff 28.1.2021]

[Abb. 2 (Seite 3) Energieverbrauch (kcal) beim Ausdauersport – www.netdoktor.de, Letzter Zugriff 28.1.2021)

[Abb. 3 (Seite 3) Blutdruck Normwerte – www.blutdruckdaten.de, Letzter Zugriff 28.1.2021]

[Abb. 4 (Seite 4) Darstellung der Körperfett-Tabelle - www.gesundheit.de Letzter Zugriff 28.1.21]

13. Die 10 Regeln der Deutsche Gesellschaft für Ernährung e.V. – im Original

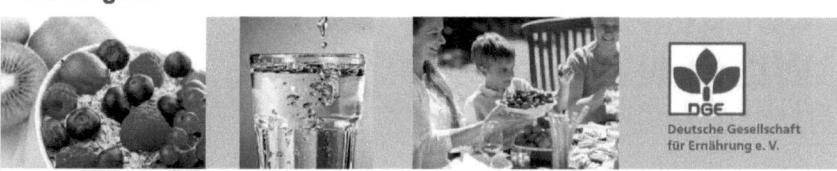

Deutsche Gesellschaft
für Ernährung e. V.

Vollwertig essen und trinken nach den

10 Regeln der DGE

Vollwertig essen und trinken hält gesund, fördert Leistung und Wohlbefinden.

Wie sich das umsetzen lässt, hat die Deutsche Gesellschaft für Ernährung auf Basis aktueller wissenschaftlicher Erkenntnisse in 10 Regeln formuliert.

① Lebensmittelvielfalt genießen
Nutzen Sie die Lebensmittelvielfalt und essen Sie abwechslungsreich. Wählen Sie überwiegend pflanzliche Lebensmittel.

Kein Lebensmittel allein enthält alle Nährstoffe. Je abwechslungsreicher Sie essen, desto geringer ist das Risiko einer einseitigen Ernährung.

② Gemüse und Obst – nimm „5 am Tag"
Genießen Sie mindestens 3 Portionen Gemüse und 2 Portionen Obst am Tag. Zur bunten Auswahl gehören auch Hülsenfrüchte wie Linsen, Kichererbsen und Bohnen sowie (ungesalzene) Nüsse.

Gemüse und Obst versorgen Sie reichlich mit Nährstoffen, Ballaststoffen sowie sekundären Pflanzenstoffen und tragen zur Sättigung bei. Gemüse und Obst zu essen, senkt das Risiko für Herz-Kreislauf- und andere Erkrankungen.

③ Vollkorn wählen
Bei Getreideprodukten wie Brot, Nudeln, Reis und Mehl ist die Vollkornvariante die beste Wahl für Ihre Gesundheit.

Lebensmittel aus Vollkorn sättigen länger und enthalten mehr Nährstoffe als Weißmehlprodukte. Ballaststoffe aus Vollkorn senken das Risiko für Diabetes mellitus Typ 2, Fettstoffwechselstörungen, Dickdarmkrebs und Herz-Kreislauf-Erkrankungen.

④ Mit tierischen Lebensmitteln die Auswahl ergänzen
Essen Sie Milch und Milchprodukte wie Joghurt und Käse täglich, Fisch ein- bis zweimal pro Woche. Wenn Sie Fleisch essen, dann nicht mehr als 300 bis 600 g pro Woche.

Milch und Milchprodukte liefern gut verfügbares Protein, Vitamin B₂ und Calcium. Seefisch versorgt Sie mit Jod und fetter Fisch mit wichtigen Omega-3-Fettsäuren. Fleisch enthält gut verfügbares Eisen sowie Selen und Zink. Fleisch und insbesondere Wurst enthalten aber auch ungünstige Inhaltsstoffe.

⑤ Gesundheitsfördernde Fette nutzen
Bevorzugen Sie pflanzliche Öle wie Rapsöl und daraus hergestellte Streichfette. Vermeiden Sie versteckte Fette. Fett steckt oft „unsichtbar" in verarbeiteten Lebensmitteln wie Wurst, Gebäck, Süßwaren, Fast-Food und Fertigprodukten.

Pflanzliche Öle liefern, wie alle Fette, viele Kalorien. Sie liefern aber auch lebensnotwendige Fettsäuren und Vitamin E.

⑥ Zucker und Salz einsparen
Mit Zucker gesüßte Lebensmittel und Getränke sind nicht empfehlenswert. Vermeiden Sie diese möglichst und setzen Sie Zucker sparsam ein. Sparen Sie Salz und reduzieren Sie den Anteil salzreicher Lebensmittel. Würzen Sie kreativ mit Kräutern und Gewürzen.

Zuckergesüßte Lebensmittel und Getränke sind meist nährstoffarm und enthalten unnötige Kalorien. Zudem erhöht Zucker das Kariesrisiko. Zu viel Salz im Essen kann den Blutdruck erhöhen. Mehr als 6 g am Tag sollten es nicht sein. Wenn Sie Salz verwenden, dann angereichert mit Jod und Fluorid.

mehr Informationen unter
www.dge.de/10regeln

⑦ Am besten Wasser trinken
Trinken Sie rund 1,5 Liter jeden Tag. Am besten Wasser oder andere kalorienfreie Getränke wie ungesüßten Tee. Zuckergesüßte und alkoholische Getränke sind nicht empfehlenswert.

Ihr Körper braucht Flüssigkeit in Form von Wasser. Zuckergesüßte Getränke liefern unnötige Kalorien und kaum wichtige Nährstoffe. Der Konsum kann die Entstehung von Übergewicht und Diabetes mellitus Typ 2 fördern. Alkoholische Getränke sind ebenfalls kalorienreich. Außerdem fördert Alkohol die Entstehung von Krebs und ist mit weiteren gesundheitlichen Risiken verbunden.

⑧ Schonend zubereiten
Garen Sie Lebensmittel so lange wie nötig und so kurz wie möglich, mit wenig Wasser und wenig Fett. Vermeiden Sie beim Braten, Grillen, Backen und Frittieren das Verbrennen von Lebensmitteln.

Eine schonende Zubereitung erhält den natürlichen Geschmack und schont die Nährstoffe. Verbrannte Stellen enthalten schädliche Stoffe.

⑨ Achtsam essen und genießen
Gönnen Sie sich eine Pause für Ihre Mahlzeiten und lassen Sie sich Zeit beim Essen.

Langsames, bewusstes Essen fördert den Genuss und das Sättigungsempfinden.

⑩ Auf das Gewicht achten und in Bewegung bleiben
Vollwertige Ernährung und körperliche Aktivität gehören zusammen. Dabei ist nicht nur regelmäßiger Sport hilfreich, sondern auch ein aktiver Alltag, in dem Sie z. B. öfter zu Fuß gehen oder Fahrrad fahren.

Pro Tag 30 bis 60 Minuten moderate körperliche Aktivität fördern Ihre Gesundheit und helfen Ihnen dabei, Ihr Gewicht zu regulieren.

Art.-Nr. 123402, 10. Auflage © 2017

[Abb. 24 Die 10 Regeln der Deutsche Gesellschaft für Ernährung e.V. – www.dge.de – Letzter Zugriff 31.1.2021]

BEI GRIN MACHT SICH IHR WISSEN BEZAHLT

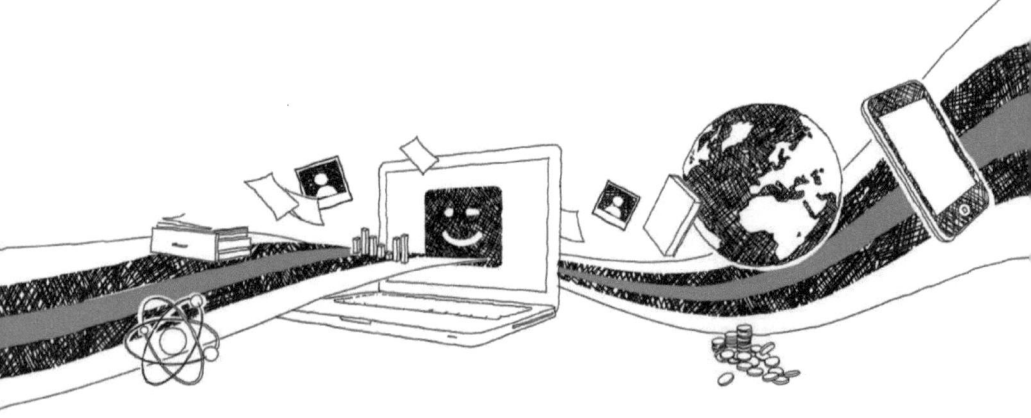

- Wir veröffentlichen Ihre Hausarbeit, Bachelor- und Masterarbeit

- Ihr eigenes eBook und Buch - weltweit in allen wichtigen Shops

- Verdienen Sie an jedem Verkauf

Jetzt bei www.GRIN.com hochladen und kostenlos publizieren

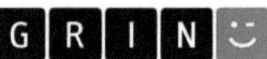